AF299541

LE CHOLÉRA DE DAMIETTE

En 1883.

ORIGINE ET DÉVELOPPEMENT

RAPPORT

Adressé au Conseil Sanitaire, Maritime et Quarantenaire d'Egypte

PAR

AHMET CHAFFEY BEY

RAPPORTEUR.

Docteur en médecine de la Faculté de Paris.
Membre correspondant de la Société de Médecine et Chirurgie Pratique de Montpellier.
Délégué du Conseil Sanitaire, Maritime et Quarantenaire d'Egypte au Hedjaz.
Commandeur de l'Ordre Impérial du Médjidieh.

ET

SALVATORE FERRARI

Docteur en Médecine de la Faculté de Gênes.
Directeur de l'Office Sanitaire, Maritime et Quarantenaire de Damiette.

ALEXANDRIE. — TYPO-LITHOGRAPHIE V. PENASSON

—

1883.

Alexandrie, le 28 Juillet 1883

A Son Excellence le Docteur HASSAN PACHA MAHMOUD Président du Conseil Sanitaire Maritime et Quarantenaire d'Egypte.

J'ai l'honneur de vous remettre ci joint, un rapport sur le résultat de la mission dont j'ai été chargé à Damiette.

Monsieur le Dr Ferrari m'ayant secondé dans les recherches que j'ai faites à dû y apposer sa signature.

Veuillez agréer, Excellence, l'assurance de ma considération très distinguée.

Dr A. CHAFFEY.

Damiette, le 24 Juillet 1883.

Les deux commissions médicales dont les soussignés faisaient partie, et qui sont arrivées à Damiette le 24 Juin 1883, pour vérifier l'existence et la nature de la maladie qui sévissait dans cette ville, ayant déclaré que c'était le choléra épidémique, le Conseil Sanitaire, Maritime et Quarantenaire, dans la séance du 27 Juin m'a chargé de me rendre à Damiette pour chercher d'établir l'origine de l'epidémie cholérique.

Monsieur le Docteur Ferrari, Directeur de l'Office Sanitaire de la ville de Damiette a été invité à se joindre à moi pour accomplir la mission qui m'a été confiée par le Conseil.

Forts de cette confiance, et pénétrés de l'importance qui se rattache à l'éclaircissement de ce sujet, nous nous sommes livrés à des recherches longues et minutieuses, dont nous consignons le résultat dans le rapport que nous avons l'honneur de soumettre à l'appréciation du Conseil.

§ I.

Aperçu médico-topographique et hydrographique
de la ville de Damiette.

A une distance d'environ 13 milles avant que le Nil ne se jette dans la Méditerrannée, la ville de Damiette est sise sur la rive Est de ce fleuve. Le sol sur lequel cette ville, baignée par les eaux même de la rivière, est bâtie, est formée d'alluvions nilotiques. La ville dans sa construction et sa position nous présente la forme d'un fer à cheval très prononcé, dans la courbe duquel le courant de la rivière subit un temps d'arrêt assez long et à l'époque de l'abaissement de l'eau du Nil, l'eau de la mer y fait irruption.

La ville est composée de constructions très anciennes, infiltrées d'humidité, excessivement serrées, la plus-part tombant en ruine, ne possèdent pas de cour, et celles parmi elles qui ont l'air d'en avoir, possèdent des expèces de vestibules étroits, humides et obscurs. Cela se rapporte aux habitations des gens aisés tandis que la généralité des habitations ne sont en réalité que des caves presque souterraines auxquelles on peut appliquer le mot *cloaques*. Ajoutons en outre une troisième sorte d'habitations très répandues dans le pays; ce sont les huttes cabanes formées avec de la paille, de la boue et des excréments d'animaux.

Les rues sont très étroites, tortueuses, le soleil y pénètre avec difficulté. Aucun boulevard, ni place publique, ni jardin.

La ville présente une superficie qui peut être calculée par une longueur d'un Kilomètre environ, sur presque six cents mètres de largeur.

Le chiffre de la population de Damiette est d'après le dernier recensement de trente cinq mille habitants.

C'est une population Egyptienne presque homogène, à peine mélangée avec un millier d'élément Syrien et quelques rares Européens.

En dehors de quelques négociants et peu de cultivateurs de riz, les professions dominantes ici sont celles de marins et de pêcheurs.

La religion prédominante est la Mohométane.

Toute cette population y compris même les riches indigènes se nourrit presque exclusivement de poissons et de riz. Une grande partie d'indigents donne la préférence a une sorte de poisson pourri et salé qui s'appelle fissikh (hareng).

La seule boisson consommée par les habitants est l'eau. Les riches en font leur provision pour sept mois de l'année remplissant des citernes d'eau puisée au Nil pendant sa crue. Mais les habitants qui ne possèdent pas de citernes, boivent pendant toute l'année, de l'eau puisée soit à la rivière, soit au haligh (canal) qui traverse la ville du coté Est.

La ville de Damiette possède 60 Mosquées et quatre bains publics; les uns et les autres contiennent un nombre considérable de latrines publiques dont les égouts déversent ainsi que ceux des habitations particulières d'un coté dans le Nil et de l'autre dans le haligh.

Il y a une caserne vide, une manufacture en ruine, point d'Ecole, un seul hôpital possédant un médecin et un pharmacien.

Les cimetières sont nombreux et servent aussi à l'enterrement des morts venus de tous les environs; ces cimetières entourent la ville à la façon d'une ceinture et occupent surtout le coté Nord, de façon qu'ils se trouvent du coté du vent dominant et quelques uns se trouvent au vrai centre des habitations.

Au centre de la ville on constate aussi l'existence d'un grand dépôt de poisson pourri dont il a été parlé plus haut, ainsi que des dépôts (Daouar) servant de magasin aux peaux fraîches destinées à l'exportation et dont il existe actuellement une certaine quantité. Mais ce qui frappe le visiteur en parcourant la ville, c'est le nombre d'enclos en ruine (Kharabehs) échelonnés sur tous les points de la ville et comblés de monceaux d'immondices; on en a compté jusqu'à 34 dans un seul quartier. Outre ces grands dépôts d'immondices il existe à la droite de la porte de l'okelle des Juifs un grand puit plein de matières fécales dont on opère le curage au moyen d'une machine élévatoire de celles dont on se sert à la campagne pour arroser les champs (sakia), le produit du curage coule dans des rigoles à ciel ouvert et se déverse dans des grands égouts des bains publics déversant a leur tour dans le fleuve.

L'on constate encore tout le long des rues et ruelles l'existence de petits monceaux excrémentiels.

Les deux Commissions médicales, qui sont arrivées à Damiette le 24 Juin, pour constater l'existence de la maladie, avaient observé cet état innouï d'insalubrité, et ce n'est que depuis leur départ que l'on a commencé à balayer les rues principales (*).

La ville de Damiette, telle que nous venons de la décrire, forme une espèce d'île baignée à l'Ouest par le Nil, à l'Est par le grand Lac Menzaleh, au Sud par le canal Enanieh, qui part du Nil pour verser dans le Lac; la ville est en outre traversée dans toute sa longueur par le Haligh cité plus haut.

(*) Au mois de Février dernier M. le Docteur Ferrari, Directeur de l'Office Sanitaire de Damiette, adressait au médecin en chef de la ville, la note suivante, (traduction de l'Arabe).

« Etant chargé de présenter au Conseil Sanitaire, Maritime et Quarantenaire
« d'Egypte un rapport sur l'état sanitaire de la ville je viens de parcourir les rues
« et les points principaux de la cité. J'ai constaté qu'elle est toute entière dans un
« état d'insalubrité remarquable. Toutes les rues sont pleines de boue et d'immondices
« à l'état de putréfaction, donnant des odeurs méphitiques. En plusieurs points, il
« existe de vrais monticules d'immondices, et des ruisseaux d'eau altérée émanant
« également des odeurs infectes pouvant faire naître sans doute des maladies
« graves. Dans ces mêmes ruisseaux sont jetés des cadavres de chiens, donnant
« aussi des odeurs impossibles à sentir, comme il y en a au voisinage de l'Eglise
« Catholique et de la maison de M. Kabil, etc..

« J'ai en outre constaté l'existence d'un grand puit plein de matières excre-
« mentielles, dont on fait le curage pendant le jour à l'aide d'une sakia. Enfin
« toute la ville se trouvant dans un état singulier d'insalubrité, et vu l'appro-
« che de la saison d'été, je vous demande en votre qualité de Médecin, ce qui
« résultera de toutes ces émanations, et si les réglements Sanitaires permettent la
« persistance d'un pareil état de choses ! »

Tous les terrains cultivables au milieu desquels Damiette se trouve, sont des risières dont la superficie peut-être évaluée à plus de 3,000 feddans.

Ajoutons que chaque année à une époque déterminée, il se forme ici une grande foire qui réunit près de 15,000 personnes qui encombrent la place pendant huit jours consécutifs. Nous faisons noter en passant que l'agglomération a été augmentée cette année surtout à l'occasion du recrutement de soldats.

§ II

Etat Sanitaire de la ville avant l'épidémie.

Pendant le cours de plusieurs mois aucune maladie épidémique n'a été constatée sur les habitants, et ce n'est que durant la semaine qui a précédé le 22 Juin que nous avons remarqué annoté sur le cahier de la mortalité de la ville, le diagnostique souvent répété de « catarrhe gastro-intestinal-aigû ».

Mais à défaut de maladies épidémiques sévissant sur l'homme, il est à remarquer que l'épizootie meurtrière du tiphus-bovin a toujours régné dans cette localité ; et chose plus digne encore de remarque, c'est que l'épizootie qui ruine actuellement toute l'Egypte a été notée pour sa première apparition à Damiette et Rosette.

§ III

Eclosion de l'épidémie du Choléra à Damiette.

Pour établir la date précise de l'éclosion du choléra à Damiette, il aurait fallu pouvoir arriver à connaître la première personne qui fut attaquée de la maladie. Or l'attention du médecin en chef de Damiette, (le seul que la ville possède) n'a été attirée sur l'existence d'une maladie grave que lorsqu'il a remarqué sur le cahier de la mortalité de la ville que le nombre en devenait insolite ; ce ne fut que le 23 Juin qu'il fit cette remarque, et invita par lettre M. le Docteur Ferrari, à s'unir à lui pour procéder à la vérification des faits laissant croire qu'il s'agissait du choléra, tandis que l'augmentation du chiffre de la mortalité était déjà significatif dès le 22 Juin, puisque, d'un qu'il était le 21, il fut de 14 le lendemain.

Cela ne peut manquer de laisser supposer que les 14 morts du 22 devaient être attaqués pendant un, deux ou trois jours auparavant; et si l'on pouvait rapporter la cause de leur décès à la maladie qui a continué depuis a sévir dans le pays, nous nous trouvons portés à le croire par le fait que le 22 vers le soir M. le Docteur Ferrari a visité un malade présentant les symptômes de vomissements et diarrhée aqueuse très-abondante. L'individu, rentrait chez lui transporté sur un baudet et il est mort pendant la nuit.

Etant donc obligés de considérer ce cas comme le premier officiellement établi, nous dirons que ce malade était un homme agé de 80 ans, nommé Boutros Hanna Issa, Syrien établi dans le pays depuis de longues années, janissaire du Consulat de France, extrêmement paūvre, vivant dans une seule pièce basse et humide avec une famille de sept personnes.

Mais l'opinion publique à Damiette est portée a considérer comme premier malade atteint de l'épidémie, le nommé Hassan Nour el Din dont nous devons donner ici une petite biographie. C'est un individu de 45 à 50 ans, Egyptien natif de Damiette, habitant continuellement cette ville, se déplaçant très rarement, maçon de profession. Cet individu avait quitté Damiette le matin du 21 Juin pour se rendre à Mansourah; avant son départ il ne se sentait pas malade, et toute sa famille n'avait remarqué chez lui aucune indisposition ; ce n'est que le lendemain 22 Juin que l'individu a commencé a être indisposé à Mansourah, et le Samedi 23 Juin il a pris le chemin de fer à Talha pour retourner à Damiette. Pendant tout ce temps il pouvait encore marcher et il n'avait ni vomissement ni diarrhée; mais arrivé à la station de Ras-el-Khalig il a été surpris par la maladie, et son état s'est aggravé jusqu'à son arrivée à Damiette; là on a été obligé de le porter à bras d'homme de la station jusqu'à la maison, où il est rentré le 23 Juin avant le coucher du Soleil, et il a succombé vers la moitié de la nuit et fut enterré le lendemain Dimanche 24 Juin.

Cette opinion n'est pas à rejetter, en ce sens que cet homme pouvait bien être au moins un des premiers contaminés.

De ces deux malades on ne peut pas non plus connaître l'intervalle qui a séparé ces présumées premières attaques des suivantes, ni le nombre de celles-ci, attendu que le matin du 23 Juin l'on enregistrait déja une mortalité de 23 personnes. Nous le répétons, ce n'est qu'après constatation de cette nouvelle augmentation, que le médecin de la ville uni à M. le Docteur Ferrari ont commencé à voir des malades; ils en ont vu sept dans la matinée du 23 Juin ; c'est alors aussi que des télégrammes partaient de Damiette pour Alexandrie signés de plusieurs Consuls, et notamment par M. le Docteur Ferrari, pour annoncer qu'une maladie probablement le cholera éxistait à Damiette.

En conséquence deux commissions médicales, l'une Déléguée par le Conseil d'Hygiène, et l'autre par le Conseil Sanitaire, Maritime et Quaranteuaire, sont arrivées le 24 sur les lieux et après constatation, ont déclaré que c'était le choléra régnant épidémiquement.

Donc, sans vouloir rien préciser quant à la date exacte de l'éclosion de cette maladie, nous croyons pouvoir la porter à deux ou trois jours avant le 22 Juin, époque correspondante aux journées 16, 15 et 14 du mois de Chabban, c'est-à-dire à l'époque de l'évacuation de la foire qui durait depuis 8 jours. Mais en nous rapportant à la brusque augmentation de la mortalité nous sommes amenés à croire que, dans tous les cas, l'éclosion de la présente épidémie s'est faite brusquement dans la ville de Damiette.

Cette éclosion a eu lieu dans le quartier Souk-el-Ribeh qui est un des plus insalubres et des plus populeux de la ville ; la maladie s'y était en quelque sorte localisée pendant les trois premiers jours de son développement, et de proche en proche a fini par s'étendre graduellement aux autres points de la ville ; à ce propos nous faisons remarquer de suite que jusqu'aujourd'hui la maladie n'a fait que de rares victimes parmi les domestiques nègres, dans quelques unes des maisons formant la longue façade Ouest de la ville donnant sur le Nil et habitée par la classe aisée.

Enfin la maladie qui nous occupe, usant de son caractère épidémique, s'est dejà propagée en montant le cours du Nil, et la voilà régnant dans plusieurs localités de la Basse-Egypte.

§ IV

Caractère et Marche de l'épidemie régnante

L'épidemie du choléra qui sevit à Damiette depuis le 22 Juin a suivi une marche ascendante jusqu'au 1er Jüillet courant, jour où elle a atteint son point le plus culminant.

Dans sa marche ascendante la maladie a présenté des caractères franchement épidémiques, attaquant les personnnes sans distinction d'âge, ni de sexe, ni de race, toutefois sans avoir atteint jusqu'ici aucun Européen, foudroyant parfois les attaqués, mais en guérissant aussi sans aucune médication, souvent guérissant par les moindres soins et très souvent résistant à tout traitement.

Dans les attaques, la diarrhée est le symptôme prédominant dans le tableau cholérique; les vomissements s'y associent sans persistence; les phénomènes algides ne sont pas intenses; les crampes aussi s'observent moins souvent.

Depuis le 1er Juillet la maladie après être restée quelques jours à l'état stationnaire, a suivi sa courbe descendente. C'est alors que les cas sont devenus plus benins, moins foudroyants, cédant plus souvent au traitement; mais la période de réparation a présenté alors des caractères incomplets et irréguliers, et nous avons observé souvent le passage à l'état typhoïde; depuis quelques jour l'on observe que la période de réparation se termine par une crise consistant dans l'apparition d'une éruption érithemateuse qui dure de 24 à 48 heures, et dont la disparition est suivie par la guerison complète.

A cette date l'épidemie est en pleine décroissance; les attaques sont devenues rares dans la ville, mais on en constate encore dans les environs.

Dans la courbe que l'épidèmie a suivi, il est impossible à nous et à qui que ce soit hors de nous, de savoir et de dire quel était le nombre des attaques par rapport au chiffre de la mortalité journalière.

L'épidèmie dans sa marche à présenté plusieurs oscillations plus ou moins sensibles en augmentation ou diminution, nous avons remarqué que les journées calmes et chaudes favorisaient sa marche, tandis que les journées fraiches et ventilées étaient toujours suivies d'une diminution de la mortalité.

Quant au fait de l'individu mort en deux heures sans avoir eu ni diarrhée ni vomissement, la mort a eu lieu au milieu d'accès convulsifs, et le médecin a posé la diagnostique éclampsie.

§ V

Naissance de l'épidémie

Etant aujourd'hui établi que la maladie qui s'est developpée soudainement à Damiette le 22 Juin 1883, ou a peu près, est le choléra épidèmique, il y a un grand intérêt à pouvoir arriver à connaître si ce choléra est le résultat d'une importation ou d'origine locale.

En essayant d'entrer dans des détails relatifs à la résolution de ce problème, nous nous rendons bien compte de l'importance qui se rattache à l'éclaircissement de ce sujet, eu égard aux considérations puissantes de la santé et de la vie des hommes, et des intérêts élévés de leurs relations sociales, politiques et commerciales. Aussi avouons nous de suite que nous ne prétendons pas être arrivés sur ce point à des résultats incontestables, ni à dissiper toute incertitude à cet égard.

En effet nous avons vu au Chapitre 3ᵐᵉ que malgré la soudaineté du développement de l'épidémie, nous sommes portés à croire que cette soudaineté n'est qu'apparente ; nous avons vu également la difficulté pour ne pas dire l'impossibilité, où nous nous sommes trouvés pour remonter jusqu'au premier individu atteint, et de nous assurer des circonstances sous l'influence desquelles la maladie l'aura frappé, et cela à cause du triste système sanitaire suivi ici, qui fait que le médecin dans une ville comme Damiette ne peut s'apercevoir de l'existence d'une épidémie qu'alors que celle-ci aura fait de nombreuses victimes, et par la même cause l'on ne pourrait pas suivre le progrès du mal dans les personnes qui en auront été sucessivement attaquées.

Nous nous trouvons donc placés simplement devant deux hypothèses, dont nous nous contentons d'énumérer les arguments qui militeraient en faveur de chacune d'elles, en tâchant toutefois d'accorder à chaque argument la valeur qu'il mérite.

A.— *Le choléra qui s'est développé le 22 Juin 1883 à Damiette a-t-il-été importé dans cette localité d'un pays ou il régnait endémiquement ou épidémiquement ?*

Nous qui avons récemment observé trois épidémies consécutives de choléra à la Mecque, 1878, 1881, et 1882, et avons démontré avec des preuves presque matérielles que la maladie fut importée au Hedgiaz pour chacune des trois épidémies, étions jusqu'ici grands partisans de l'importation, et nous n'aurions point hésité un seul instant à nous déclarer en faveur de cette hypothèse à propos de la présente épidémie, si les faits que nous avons minutieusement recherchés pour arriver à ce but, présentaient la moindre authenticité.

S'il fallait s'en rapporter seulemement au rapport adressé par S.E. Salem Pacha à S.A. Le Khédive à la date de Juillet courant, la question serait de suite résolue. Notre ancien maître de pathologie à l'Ecole de Médecine du Caire, et ancien Délégué Egyptien à la conférence internationale de Constantinople, a déjà déclaré que le choléra a été importé à Damiette, s'appuyant en cela sur les conclusions de la conférence à laquelle il a assisté il y a 18 ans passés.

En effet les conclusions de la conférence Sanitaire Internationale de Constantinople sont affirmatives à ce sujet; et il n'est encore survenu, du moins à notre connaissance, aucun fait scientifique nouveau qui pût le modifier.

Mais ces conclusions sont déjà vieilles de plus de dix-huit ans, et nous avons la confiance qu'à l'occasion de la présente épidémie, la science y trouvera des éléments nouveaux pour asseoir cette question sur de nouvelles bases. L'on peut être d'ailleurs en droit de se demander si les conclusions d'une Conférence Internationale étaient réellement indemnes de toutes considérations politiques commerciales, ou sociales, et si, comme cela se passe aujourd'hui à nos yeux, chaque délégué à la conférence ne demandait pas à son Gouvernement respectif, des instructions à propos de certaines questions importantes dont il ne pouvait pas assumer la responsabilité vis-à-vis de sa nation.

Pour ne parler que de notre propre Délégué Egyptien à la conférence, ne voyons-nous pas celui-ci s'abstenir de voter avec l'unanimité quand il s'est agi de répondre à la question suivante posée par la conférence ? *Dans le cas où une épidémie de choléra, venant par la mer Rouge, se manifesterait en Egypte, l'Europe et la Turquie étant d'ailleurs indemnes, ne conviendrait-il pas d'interrompre temporairement les communications de l'Egypte avec tout le bassin de la Méditerranée ?* (Adopté à l'unanimité moins Salem Bey). Cependant, M. le Docteur Salem Bey, actuellement Salem Pacha, était ailleurs d'accord avec l'unanimité sur le caractère contagieux et transmissible de la maladie.

Mais en nous tenant toujours sous le poids de l'autorité des conclusions de la Conférence, il faudra pour que le choléra soit importé à Damiette qu'il y fut apporté par des personnes malades ou des objets contaminés, les uns et les autres venant cette année des Indes, où en effet le choléra régnait un mois à peine avant son éclosion à Damiette.

Faisant abstraction de la manière bonne ou mauvaise par laquelle les mesures Sanitaires Quarantenaires ont été prises dans les Ports Egyptiens contre les provenance de Bombay, Calcutta et Java, nous avons fait des recherches minutieuses et assidues en vue de nous mettre sur la piste d'un voyageur ou d'un colis de marchandise qui se soit introduit à Damiette par une voie quelconque. Nous avons fait même remonter nos recherches à plusieurs mois avant l'éclosion de la maladie, et voici tout ce que nous avons pu obtenir à ce sujet.

Le 21 Fevrier 1883, un Afghan nommé Sultan Mohamed, fils de Sardar, est arrivé à Damiette du Caire, et parti pour Jérusalem.

Le 7 Mars, un Boukariot, nommé Nour fils de Mohamed, est arrivé à Damiette de Port-Saïd voie du Lac, et parti pour Jérusalem.

Le 24 Mars, 8 Afghans sont arrivés du Caire, et partis pour Jérusalem.

Le 29 Mars, un Afghan nommé Hadgi Amin fils d'Arsselain, venait du Caire, et parti pour Jérusalem.

Le 24 Avril, un Indo-Persan nommé Aly fils de Hazrat-Nour, est arrivé à Damiette du Caire, est parti pour Jérusalem.

Le 20 Mai un Afghan nommé Hadgi Mohamed fils de Darouich, est arrivé à Damiette de Jaffa (Syrie) et parti pour le Caire.

Le 7 Juin un Boukariot nommé Hadgi Nazir fils de Khoda-Wardi, est arrivé à Damiette venant du Caire et parti pour Jérusalem.

Enfin pour la conformité des renseignements obtenus, notons ici que le 24 Juin un group de Boukariotes est arrivé à Damiette provenant de Jaffa (Syrie). Les six personnes principales dans ce group sont celles dont nous donnons les noms : Abdelhabib fils de Mohamed, Chérif Abdel Nour, Chiar Mohamed fils d'Abdel Moufid, Gohar fils de Soltan, Fadleldin fils de Amin et Badaoui Woukrim. Ces deux dernières personnes sont deux Indoustans.

Le médecin en chef de la ville de Damiette, Aly Effendi Ghibril, m'affirme que ce group d'étrangers était au nombre au moins de 20 personnes avec leurs femmes et leurs enfants et qu'ils seraient arrivés à Damiette le jeudi 21, tandis que le bureau des passeports ne les a inscrits que vers le 24. Mais en contrôlant la date exacte de leur arrivée à Damiette par voie de mer au bureau Quarantenaire, il a été constaté que le jour de leur arrivée était bien le 24 Juin et que le nombre des voyageurs était de 21 personnes ; mais sur ce nombre il n'y en avait que 6 étrangers Boukariotes et Indoustans, dont nous avons donné les noms ci-dessus, tandis que le reste des voyageurs était des Juifs y compris le rabbin Achil-ben-Benjamin et son fils et des Indigènes Egyptiens.

Mais la ville de Damiette n'a pas seulement une entrée par son Port de Mer. Des marchandises et des étrangers peuvent y pénétrer par la voie du lac. Il serait donc possible, vu sa proximité de Port-Saïd, et les relations journalières et continues qu'elle entretien avec ce dernier Port, que des marchands étrangers, ou de simples ouvriers de Port-Saïd de ceux qui travaillent à bord des bateaux venant des Indes, se soient introduits à Damiette et y aient apporté la maladie.

On a dit qu'au moment de la foire du Chekb Abou el Maati qui a amené à Damiette 15,000 personnes environ, on a constaté la présence de deux marchands arrivés tout récemment de Bombay. Cette information nous est parvenue par un billet de la part de M. le Docteur Ardouin Bey, qui la tient lui-même d'un médecin anglais, personne très respectable et digne de foi. L'on comprend l'empressement que nous avons mis pour aller aux informations auprès des négociants notables de la ville et voici ce que le notable Saïd-el-Lozi croit pouvoir affirmer à ce sujet : Durant la foire on n'a jamais constaté la présence d'aucun négociant ou marchand Indien, ni vendeur de marchandises Indiennes; mais on a vu un étranger coiffé à la façon des derwich et vêtu assez proprement qui s'est entretenu avec plusieurs personnes d'ici et qui déclarait à tout le monde être venu du Caire qu'il habite depuis sept ans.

Enfin M. le Docteur Flood, médecin de l'hôpital de Port-Saïd, qui est comme nous grand partisan de l'importation de la maladie qui règne épidémiquement à Damiette et avait cru un moment, et nous aussi, avoir trouvé la clef de l'énigme; s'est-il empressé d'adresser à S. E. Salem Pacha à la date du 5 Juillet le rapport qui a été communiqué à toute la presse locale, et dont nous réproduisons ici le passage suivant:

J'ai l'honneur de communiquer à V. E. les résultats de mes investigations :

« Le 18 Juin débarqua à Port-Saïd du Steamer Anglais *Timor* venant
« de Bombay et allant à Naples et Gênes, un chauffeur nommé Mahamed
« Khalifa, natif de la Haute-Egypte, qui partit immédiatement pour Da-
« miette. J'adresse a V. E. la réponse reçue aujourd'hui du Gouverneur
« de Damiette, à deux dépêches qui lui furent adressée sur ma demande,
« au sujet de Mohamed Khalifa, par S. E. le Gouverneur Général du
« Canal. Bien que n'étant pas entièrement satisfaisantes pour expliquer
« le développement d'une épidémie de choléra à Damiette, elles per-
« mettent cependant d'admettre le fait de l'importation du mal par
« Mohamed Khalifa.

« Peut-être des cas cholériques se sont-il manifestés à bord du *Timor*
« après son départ de Bombay, et par conséquent le sieur Khalifa se serait
« trouvé à son arrivée à Port-Saïd dans la période d'incubation de la
« maladie; n'est-il pas possible également que cet homme ait été atteint
« de diarhée cholérique en arrivant à Damiette? »

Le rapport de M. le Docteur Flood n'est parvenu à notre connaissance que le 9 Juillet par la voie de la presse, et admettant avec l'auteur la possibilité que des cas de choléra pouvaient s'être manifestés à bord du *Timor*, que le sieur Khalifa se serait trouvé à son arrivée à Port-Saïd dans la période d'incubation de la maladie, et qu'il était possible également que cet homme ait été atteint de diarrhée cholérique en arrivant à Damiette, nous allions applaudir aux efforts de notre confrère de Port-Saïd et crier victoire avec lui. Aussi nous sommes-nous empressés de procéder immédiatement à une enquête minutieuse sur les faits et gestes de Mohamed Khalifa, laissant à d'autre le soin d'examiner les circonstances dans lesquelles la reconnaissance et l'arraisonnement du navire *Timor* se sont faits dans tous les Ports Egyptiens qu'il a parcourus depuis

Suez jusqu'à Port-Said, ainsi que les mesures qu'il aura subies en arrivant à Naples et Gènes. (Voir lettre-annexée N° 1).

A cet effet se sont réunis le 9 Juillet à l'office de Santé et d'Hygiène de la ville de Damiette, le Docteur Ahmad Nadim Effendi inspecteur Sanitaire de la ville, Aly Effendi Ghibril médecin en chef de la localité, Ahmet Bey Chaffey Délégué Quarantenaire d'Egypte, Spiridion Cosséry commis de l'office Quarantenaire de Damiette, et Spiridion Passiour notable de la ville et ont fait appeler le sieur Mohamed Khalifa qui s'est présenté en personne devant eux et a fait la déclaration suivante:

« Il est de la Moudirieh Kéné (Haute Egypte) âgé de 32 a 34 ans,
« a quitté dequis 7 ans son pays, il a été longtemps employé à Port-
« Saïd au service de la compagnie du Canal comme chauffeur s'est
« engagé depuis deux mois comme chauffeur à bord d'un bateau
« Anglais dont-il ignore le nom qui partit pour Bombay. Le Bateau
« y a séjourné trois semaines pendant lesquelles Mohamed Khalifa
« ignora l'existence d'aucune maladie à Bombay. Ensuite le dit bateau
« est parti de Bombay dans des bonnes conditions hygiéniques chargé
« de coton et de riz; il n'avait aucun passager à l'exception de son équi-
« page qui s'est toujours bien porté, et durant une traversée de
« 20 jours de Bombay à Port-Saïd personne n'a été malade. Une fois à
« Port-Saïd et son engagement fini, il quitta le bateau pour aller à sa mai-
« son dans la quelle il est resté quatre jours. Ensuite il s'est disputé avec
« un soldat cavalier du Gouvernement, il fut alors arrêté et mis en prison
« pendant trois jours, au bout desquels il fut exilé de la ville comme
« mauvais sujet, par ordre du Gouverneur, et il est alors parti à bord d'une
« barque pour Damiette voie du Lac, où il est arrivé après une traversée
« de vingt heures dans la matinée du Dimanche 24 Juin 1883. En descen-
« dant en ville il a fréquenté le café du nommé Salem el Sandoubi, ils 'est
« alors soûlé et il fut mis en prison pour quelques heures. Il est resté à
« Damiette jusqu'au 1er Juillet 1883, jouissant d'une bonne Santé. Vers la
« fin de la journée du 1er Juillet il se sentait pris de vomissement et diar-
« rhée qui lui passérent le lendemain sans aucune médication.

Les Docteurs présents ont visité après cette déclaration le sieur Mohamed Khalifa, et ils ont constaté que bien qu'il se trouvait encore convalescent, l'état de sa santé était satisfaisant.

Comme il résulte de la déclaration de Mohamed Khalifa même, que la date de son départ de Port-Saïd et de son arrivée à Damiette ne cor-respond point au 18 Juin comme l'affirme M. le Docteur Flood, la dépê-che suivante fut éxpédiée le même jour à M. le Docteur Pestrini à Port-Saïd.

« Imformez-vous auprès Gouverneur Port-Saïd quel jour on a exilé
« Mohamed Khalifa et répondez moi vite »

Signé : Chaffey-Bey

Et Pestrini répondait par la dépêche suivante :

« Mohamed Khalifa fut exilé de Port-Saïd le 18 Chabban égal 23 Juin »

Signé : Pestrini·

L'on voit de suite que M. Le Docteur Flood s'est confondu entre le 18 Juin et le 18 Chabban. (Voir lettre Gouverneur Port-Saïd).

De l'analyse et de l'appréciation des faits précités nous nous trouvons actuellement et jusqu'à preuves authentiques dans l'impossibilité de nous prononcer en faveur de l'hypothèse de l'importation du choléra de cette année à Damiette, et nous nous voyons forcément conduits à consulter les conditions cosmiques, telluriques et sociales ordinaires ou accidentelles au milieu desquelles le choléra s'est développé épidémiquement dans cette localité.

B. — *Le choléra qui s'est développé le 22 Juin 1883 à Damiette a-t-il pu y naître spontanément sur place ?*

Il ressort de l'exposé que nous avons tracé dans les chapitres 1er et 2me de ce rapport, qu'en dehors des tristes et permanentes conditions d'hygiène qui font de Damiette le type des villes immondes nous avons :

1º. — Une embouchure d'un fleuve tari par une sécheresse prolongée, mettant à sec ses bords et plusieurs parties de son lit vaseux et fermenté sous l'action d'un soleil ardent.

2º. — Ce fleuve charriant pendant plus d'une année (pour les faire emmagasiner dans le coude que forme la rivière précisement à Damiette) des milliers de cadavres d'animaux échouant sur ses bords fangeux et se putréfiant sous l'influence d'une température chaude et humide.

3º. — Ce fleuve reçoit en outre ici les écoulements des égouts, les détritus animaux et végétaux, et les immondices de toute sorte que le courant est incapable d'emporter, empêché en cela par le flux des vagues de la mer.

4º. — Les miasmes produits par toutes ces putréfactions se réunissent ici aux effluves végétaux provenant des marécages, du sol éminemment organique, et surtout des vastes rizières qui entourent la ville.

5º. — L'eau de ce fleuve a servi aux besoins de la plupart des habitants et de plus de 15,000 personnes venues de différents points de l'Egypte et qui ont encombré la ville pendant huit jours consécutifs à l'occasion de la foire de chekh Abou-el-Maati. Cette eau a été analysée par le chimiste expert de la ville d'Alexandrie (Voir annexe 2).

6°. — Durant ces huit jours d'agglomération, des véritables orgies ont été commises exclusivement sur la chair des animaux morts de typhus et dont les peaux remplissent actuellement des grands magasins dans la ville et ses environs.

7° — C'est immédiatement à l'issue de la foire que, l'épidémie a éclaté.

8°. — Les journées des 19, 20 et 21 Juin ont été signalées ici par une élévation brusque de température.

9°. — La maladie a fait son éclosion principalement dans le quartier le plus insalubre et le plus populeux, habité par des indigents, se servant exclusivement de l'eau de la rivière et du halig.

10°. — La maladie est restée localisée pendant longtemps à Damiette avant de se propager, et sa propagation a eu toujours lieu dans des localités sises toutes sur le bord du fleuve, et par des personnes malades émigrants de Damiette : témoins le fait des villes de Port-Saïd, Alexandrie, Ismaïlia, Suez. etc.

11°. — La courbe que l'épidémie a suivie dans sa marche ici, est insignifiante dans son intensité, comparativement aux épidémies de choléra qui ont regné ici en 1865 et 1866.

12°. — La diminution sensible du nombre des attaques observées à la suite de l'enfouissement opéré par M. Goodall de presque un millier de cadavres et de débris animaux qui encombraient le fleuve.

13°. — La coïncidence mathématique et presque miraculeuse de l'abaissement subi de la mortalité avec l'arrivée ici des nouvelles eaux de la crue du Nil.

14°. — Enfin que l'épidémie est déjà à cette date presque éteinte à Damiette à la suite de la mise en exécution d'une partie des mesures qui ont été prescrites.

Ces faits sont-ils probants et assez concluants en faveur de la seconde hypothèse; en ce sens qu'ils démontrent que les mêmes conditions cosmiques et hydro-telluriques qui président à la génèse du principe cholérigène dans le Delta et sur les bords du Gange, se sont trouvés accidentellement cette année dans le Delta et sur le bords du Nil ?

Nous avouons ne pas avoir l'autorité nécessaire pour nous prononcer à ce sujet, et nous les soumettons à titre d'observations à la future sanction de la science.

Nous devons enfin relater ici, sans vouloir en tirer aucune conséquence pratique, un document Officiel qui a rapport avec le sujet qui nous occupe. C'est la dépêche suivante envoyée par S. E. le Gouverneur de Damiette à la Maïah à la date du 26 Juin (traduction de l'Arabe).

« Les recherches faites relativement aux causes de l'apparition de la
« maladie à Damiette ont démontré que c'est le résultat de l'entassement
« des gents à la foire de la Mi-Chabban, se jetant à manger les pastèques,
« les concombres et les fisikhs ; mais grace-à-Dieu l'on constate un état
« d'amélioration. »

§ VI

Mesures prises à propos de la présente épidémie

L'on remarque au chapitre précédent qu'une partie des mesures
prises pour étouffer l'épidémie dans son premier foyer est resté illusoire.
A ce propos il est nécessaire d'entrer dans quelques détails explicatifs.

Disons d'abord et sans le moindre esprit de flatterie, que ce ne sont
pas les ordres formulés et donnés journellement tant de la part du Minis-
tère que des Conseils de Santé, qui ont fait défaut à ce sujet, non plus que
les instances du corps Médical existant ici auprès des autorités exécutives.

C'est donc dans l'esprit d'impartialité qui nous a guidés jusqu'ici,
que nous allons énumerer les mesures qui ont été exécutées et celles qui
ne l'on pas été du tout ou incomplétement ou tardivement.

1° Nous devons déclarer ici que depuis leur établissement jusqu'au
moment de leur supression les cordons Sanitaires établis autour de Damiette n'ont pas fonctionné à la satisfaction générale.

2° La plus importante mesure qui consiste à faire évacuer les quar-
tiers populeux et populaciers, infectés surtout de la maladie, n'a point
été exécutée, malgré l'existence de tout ce qui était nécessaire pour l'exécution.

3° La mesure la plus rationnelle qui consistait à combler avec de la
terre et de la chaux en les clouant ou même murant, toutes les latrines
des Mosquées et des bains publics, n'a eu qu'un semblant de commence-
ment d'exécution, et ce semblant même à fini par disparaître au bout de
quelque jours.

4° Aucune hutte ni cabane n'a été brûlée ni abattue ni désinfectée.

5° Ce serait une erreur de croire qu'on a pu réussir après un commen-
cement d'exécution, à detruire par le feu les effets des malades morts de
choléra.

6° Aucune maison n'a été blanchie à la Chaux.

7°. Vu la difficulté ou l'on se trouvait de faire régulièrement le
balayage et l'arrosage des rues ; il a été jugé bon de couvrir le sol de

la ville avec une couche épaisse de sable ; cette mesure qui a été suivie d'excellents effets, ne fut complètement exécutée que dans ces derniers jours.

8°. L'enterrement des morts n'a pas cessé de se faire dans les cimetières sis au centre même des habitations ; là et ailleurs il ne faut jamais croire que quelqu'un oserait jeter du chlorure de chaux sur les cadavres.

9°. A propos du plâtrage prescrit dans ces circonstances pour fermer hermétiquement l'extérieur des tombeaux, des personnes officielles et dignes de foi affirment que les préposés à l'exécution de cette mesure préféraient vendre le plâtre et la chaux. D'ailleurs, à quoi servirait le plâtrage d'un caveau quand il doit être réouvert autant de fois dans la journée qu'il y a de morts dans une famille ?

10.— Les médecins envoyés ici n'étaient qu'au nombre de quatre qui tout en donnant preuve de dévouement, de zèle, de capacité et de courage en travaillant jour et nuit, les uns tombant malades parfois sans vouloir cesser de travailler, suffisaient à peine à leur rude tâche. Aussi nous nous faisons un devoir d'exprimer ici au nom du public des félicitations sincères à M. M. les Docteurs Ahmed Nadim Effendi, Mohamed Amin Effendi, Kassim Mohamed Effendi et Hassan Hassan Effendi.

Nous pouvons en dire autant du zèle et du dévouement du seul pharmacien qui fut envoyé ici M. Ahmed Effendi Hamdi, qui a su faire face jour et nuit à toutes les exigences de la situation.

11. — Nous devons faire constater qu'outre l'insuffisance de la quantité du premier envoi de médicaments et de désinfectants ici (80 kilos de chlorure de chaux) le second envoi est resté hors du Cordon pendant trois jours avant de pouvoir entrer en ville.

Nous regrettons d'être forcés au nom de la vérité et pour le bonheur du Pays, de dévoiler des faits que nous aurions été très heureux de ne pas constater.

Nous terminons en faisant des vœux sincères qu'un avenir très prochain profitera de l'expérience du passé pour épargner de nouvaux malheurs et que l'Egypte avant de réformer ses institutions sociales et politiques, commencera par celle qui est la base de toutes : *L'Hygiene.*

D. AHMET CHAFFEY BEY.

D. SALVATORE FERRARI.

(Annexe N° 1)

(Traduction de l'Arabe)
—

A Son Excellence le Président du Conseil Sanitaire, Maritime et Quarantenaire

Alexandrie.

J'ai l'honneur de porter à votre connaissance, qu'il résulte des recherches faites au sujet de Mohamed Khalifa chauffeur, qu'il était parti de Port-Saïd pour Bombay, le 25 Avril 1883, à bord d'un bateau Anglais nommé *Timor*, qui a quitté Bombay à destination de Port-Saïd le jour du 31 Mai 1883, et est arrivé à Port-Saïd le jour du 19 Juin 1883. Le dit chauffeur, a débarqué à Port-Saïd, et s'est rendu à son domicile; puis il est parti pour Damiette le 23 Juin 1883, et n'est plus revenu.

Le Chef des chauffeurs, a déclaré que le dit Mohamed Khalifa, ne s'était pas rendu à Damiette, avant son dernier voyage.

Signé : Le Gouverneur de Port-Saïd.

(Annexe N° 2)

Le soussigné IBRAHIM MOUSTAPHA, chimiste expert, désigné par S. E. HASSAN PACHA MAHMOUD, Président du Conseil Sanitaire, Maritime et Quarantenaire, à l'effet de :

Procéder à l'examen chimique et microscopique de l'eau de Damiette,

Rapporte ce qui suit : -

L'eau était contenue dans six bouteilles en verre, placées dans une caisse en fer blanc ; deux bouteilles étaient cassées et les quatres autres étaient cachetées avec de la cire rouge par un cachet illisible.

J'ai ouvert les quatres bouteilles et constaté que l'eau est peu limpide et qu'elle bleuit le papier rouge de Tournesol.

J'ai procédé à l'analyse de la manière suivante :

1°. — J'ai ajouté, dans un verre d'essai, à une partie d'eau quelques gouttes d'azotate d'Argent contenant de l'acide Azotique en excès.—*L'eau ne s'est pas troublée.*

2°. — Dans un verre d'essai j'ai ajouté à une quantité d'eau quelques gouttes de la solution de chlorure du Baryum. — *L'eau ne s'est pas troublée.*

3°. — J'ai ajouté à une partie d'eau, dans un verre d'essai, quelques gouttes de la solution d'acétate de Plomb. — *Il n'y a pas eu ni trouble ni précipité.*

4°. — A une partie d'eau j'ai ajouté un peu de la solution de nitro-prussiate de Soude. — *Il ne s'est pas produit une coloration violette.*

5°. — J'ai ajouté à une partie d'eau quelques gouttes de la solution d'oxalate d'Ammoniaque. — *Il ne s'est pas produit un précipité.*

6°. — J'ai ajouté à une partie d'eau une solution de chlorure d'Ammonium, j'ai filtré la solution et mélangé le liquide filtré avec une solution de phosphate de Soude et un peu d'Ammoniaque. — *Il ne s'est pas formé un précipité.*

7°. — J'ai ajouté à une partie d'eau la liqueur de Bohlig. — *Il s'est formé un léger précipité blanc.*

8°. — J'ai ajouté à une partie d'eau un peu de réactif Nessler. — *Il s'est formé un léger précipité brun rouge.*

9°. — J'ai fait bouillir de l'eau dans un ballon en verre avec quelques gouttes de la solution de Potasse Caustique et j'ai approché de l'ouverture du ballon une baguette mouillée avec de l'acide Chlorydrique. *Il y a eu de nuage blanc autour de la baguette.*

10°. — J'ai fait bouillir de l'eau dans un ballon en verre et j'ai approché de l'ouverture du ballon un papier trempé préalablement dans une solution de Fuchine traité par l'acide Sulfurique. — *Le papier de blanc qu'il était est devenu rouge.*

11°. — Dans une capsule de porcelaine j'ai ajouté à 100 centimètres cubes d'eau quelques gouttes de chlorure d'Or jusqu'à ce que l'eau eût acquis une teinte jaunâtre, j'ai fait bouillir le liquide. — *Il y a eu un depôt noirâtre, et la couleur du liquide est devenue violette.*

12°. — J'ai déterminé la dûreté de l'eau par la méthode Hydrotimètrique. — *J'ai trouvé que le dégré Hydrotimètrique de l'eau est de dix-sept (17).*

13°. — Dans une capsule de Platine tarée j'ai évaporé et désséché au bain-marie 100 centimètres cubes d'eau, j'ai complété la dissécation à l'étuve de Wasing à la température de 120°, j'ai mis la capsule au plateau de la balance. — *Il a fallu pour faire l'équilibre 0,^{gr} 048.*

14°. — J'ai calciné le résidu de l'évaporation obtenu dans l'opération 13, j'ai laissé la capsule se refroidir puis j'y ai ajouté une solution de carbonate d'Ammoniaque, j'ai évaporé a siccité complète, j'ai mis la capsule dans le plateau de la balance. — *Il a fallu pour faire l'équilibre 0,^{gr} 027.*

15°. — J'ai ajouté, goutte à goutte, à 100 centimètres cubes d'eau presque en ébullition, une solution de permanganate de Potasse contenant un gramme de sel pour un litre, et par conséquent un centimètre cube de la solution représente 5 milligrammes de matière organique — *il a fallu 4,$^{c.c.}$3 pour produire la coloration rouge.*

16°. — J'ai mis sur le porte-objet de microscope, une goutte de liquide trouble qui s'est déposé au fond des bouteilles, et après l'avoir couvert du couvré-objet je l'ai examinée au microscope (grossissement 500) j'ai observé : *1° les débris des matières végétales et chlorophylle 2° des infusoires* principalement de *l'ordre Vibron.*

Signification des données obtenues et Conclusion.

Il Résulte :

Des essais 1, 2, 3, 4, 5, 6 que l'eau soumise à l'examen ne contient pas de traces appréciables, ni de chlorures, ni de sulphates, ni de sulphures alcalins, ni de sel de magnésies solible.

Des essais 7, 8 et 9 que l'eau contient de l'*Ammoniaque* (à l'état de liberté ou de combinaison) en quantité appréciable.

De l'essai 10 que l'Ammoniaque est au moins en partie à l'état de liberté.

De l'essai 11 que l'eau contient une quantité *considérable de matières organiques*.

De l'essai 12 que l'eau au point de vue de la dûreté est normale.

De l'essai 13 que les matières solides contenues dans l'eau sont dans la proportion de 0,^{gr} 048 pour 100 centimètres cubes, ce qui donne pour un litre 0,^{gr} 480.

De l'essai 14 que la proportion des matières organiques contenues dans l'eau est 0,^{gr} 021 pour 100 centimètres cubes, et celle des matières fixes est de 0,^{gr} 027 ce qui donne pour un litre d'eau :

Matières organiques	0,^{gr} 210
Matières fixes	0,^{gr} 270.

De l'essai 15 que la proportion des matières organiques pour 100 centimètres cubes 0,^{gr} 215 ce qui donne pour un litre 0,^{gr} 215 résultat tout à fait identique avec celui de l'essai 14.

De l'essai 16 que l'eau, outre que les *infusoires Vibron*, infusoires qui, ne sont observés que dans les macérations, contient des *matières en putréfaction*.

EN RÉSUMÉ :

1°. La proportion des matières minérales contenue dans l'eau analysée, est normale; puisqu'elle n'est que de 0,^{gr} 270 par litre — l'eau potable peut en avoir jusqu'à 0,^{gr} 500 par litre.

2°. Elle contient une très-grande quantité de matières organiques probablement d'origine animale vu la présence de l'Ammoniaque dans l'eau.

3°. Elle contient des matières en putréfaction.

4°. Elle contient des infusoires surtout de l'ordre Vibron et des débris de végétaux.

De ce qui précède et attendu qu'une des conditions essentielles pour que l'eau soit potable est « d'être privée de matières organiques capables d'entrer en putréfaction. « Je crois avoir le droit de conclure *que l'eau soumise à l'examen est impropre à la consommation publique.*

Alexandrie, le 21 Juillet 1883.

IBRAHIM MUSTAPHA.

P. S. — L'examen microscopique mentionné dans ce rapport a été fait en présence de S. E. le Docteur Abbate Pacha.

(Annexe N° 3).

OFFICE SANITAIRE
DE
S U E Z

N° 321

Suez, le 17 Juillet 1883.

Excellence,

En réponse à votre lettre N° 153 en date du 12 courant, j'ai l'honneur de vous exposer ce qui suit :

Le vapeur anglais *Timor* commandé par M. John Anderson arriva dans ce port le 17 Juin dernier vers les 6 heures du matin provenant de Bombay après dix-sept jours de traversée, et ayant à son bord trente hommes d'équipage, chargement divers, il ne fit aucune opération commerciale avec ce port. Aussitôt l'arrivée de ce steamer, je me suis rendu comme d'habitude le long du bord, pour remplir les formalités quarantenaires ; je demandais au capitaine les patentes de santé qui lui ont été délivrées par l'Autorité Sanitaire où il avait touché, patentes que j'ai trouvées nettes et en parfaite règle, sans aucune annotation. Je demandais en outre au Commandant si pendant la traversée il y avait eu des malades ou des décès à bord et s'il avait eu quelques communications ou autres en mer. Sur sar éponse négative, je priai le Commandant de me présenter toutes lespe rsonnes de son équipage, que j'ai trouvées en parfaite santé. Après avoir accompli ces formalités, conformément aux ordres reçus du Conseil Sanitaire, Maritime et Quarantenaire pour les provenances de Bombay, j'ai soumis ce steamer à 24 heures d'observation quarantenaire aux Sources de Moïse.

Le lendemain à la même heure, c'est-à-dire à l'expiration de l'observation précitée, le navire rentra en cette rade et je me rendis à bord ordonnant la désinfection ; ensuite je repassai sous visite médicale rigoureuse les personnes du bord tout en les confrondant avec les articles (Registres du bord), et les ayant trouvées jouissant d'une santé satisfaisanté, j'ai admis le susdit steamer en libre pratique, tout en renouvellant mes questions au Commandant lequel répondit favorablement et accepta de signer l'arraisonnement.

Le même jour le steamer *Timor* entra dans le Canal à Midi, c'est-à-dire que le 18 Juin le navire ne pouvait pas être arrivé à Port-Saïd comme le déclare M. le Dr Flood, par son rapport qu'il a adressé au Conseil de Santé et d'Hygiène Publique et duquel V. E. s'est empressée de me transmettre copie ; mais le *Timor* arriva à Port-Saïd le 19 Juin à 4 h. 1/2 du soir, ainsi que cela est constaté par la note qui m'a été remise, sur ma demande, par la Cte du Canal de Suez.

Ayant donc constaté l'irrégularité des dates citées par le Dr Flood en donnant des informations à son Conseil, sur l'arrivée à Port-Saïd du navire sus-mentionné ; je profite de cette occasion pour vous donner Excellence des explications sur la phrase dont M. le Dr Flood s'est permis de se servir dans son rapport, c'est-à-dire : *Peut-être y a-t-il eu des cas de Choléra à bord du « Timor » après son départ de Bombay.*

A ce sujet je m'empresse de vous informer Excellence, que lorsque je donnais pratique au Steamer sus-indiqué non-seulement j'ai constaté l'existence du nombre de l'équipage sur la déclaration du Commandant, mais sans vouloir y prêter aucune foi, je demandais aussi, comme cela a été d'usage de tout temps, tous les papiers du bord sans exception, parmi lesquels je trouvai le rôle d'équipage qui était conforme à la déclaration faite.

Par conséquent ayant constaté que la santé du bord était parfaite et sans le moindre soupçon de convalescence, il est non-seulement impossible, mais tout à fait inadmissible que des cas de choléra aient eu à bord du *Timor* après son départ de Bombay, attendu que s'il y en avait eu, celui qui pendant la traversée aurait été atteint de la maladie sans succomber, ne pouvait certes se trouver à bord en parfaite santé à l'arrivée à Suez, et, s'il en avait été victime, le reste de l'équipage ne pouvait être en cohérence avec celui porté sur le rôle.

De sorte que le S. Mohamed Khalifa ne pouvait pas se trouver dans la période d'incubation cholérique, parce qu'il ne se trouvait pas à bord au milieu des gens qui n'étaient ni atteints ni morts de cette maladie. Bien plus, que l'incubation cholérique ne peut exister sur une personne atteinte pendant 25 jours environ, temps employé du jour de son départ de Bombay au jour de son arrivée à Damiette.

Or donc, je peux conclure que ce n'est pas Mohamed Khalifa qui a fourni à Damiette le foyer d'infection déclaré par M. le Dr Flood, mais il est presque positif que comme il régnait déja à Damiette le choléra Nostras Sporadique comme le mentionna M. le Dr Flood, c'est le même choléra Nostras qui se développant sur une plus vaste échelle a changé de forme, et a pris la forme épidémique probablement en conséquence des mauvaises conditions hygièniques existantes à Damiette.

Veuillez agréez, Excellence, l'assurance de mon profond devouément

Le Directeur
Signé : Dr FREDA.

Son Excellance HASSAN PACHA MAHMOUD
Président du Conseil Sanitaire Maritime et Quarantenaire,
Alexandrie.

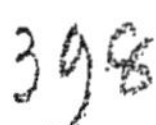